Ashley Fitzgerald

TERAPIA SOMÁTICA PARA CÁNCER

Integración mente-cuerpo para derrotar al cáncer

Publicado por UNITEXTO

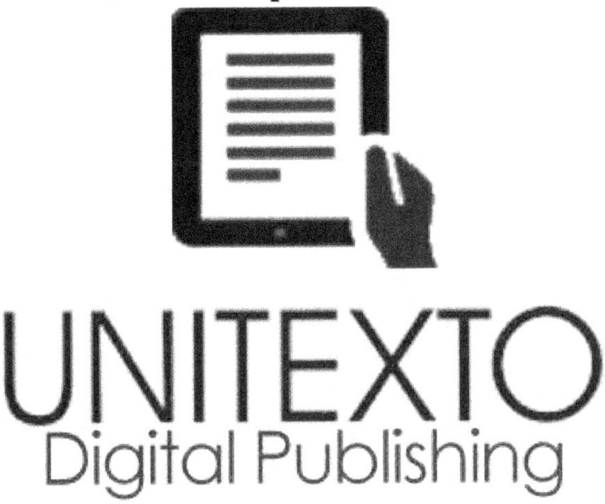

TABLA DE CONTENIDOS

- Conexión mente-cuerpo y su importancia en el tratamiento del cáncer.
- Ejercicios guiados de mindfulness y relajación.

Capítulo 6: Curación emocional y liberación del trauma
- Abordar el trauma emocional asociado al cáncer.
- Técnicas de liberación y sanación emocional.
- Importancia del apoyo psicológico durante el tratamiento del cáncer.

Capítulo 7: Ejercicios físicos y terapia de movimiento.
- Papel de la actividad física en la recuperación y prevención del cáncer.
- Ejercicios somáticos específicos y terapias de movimiento.
- Adaptación de los ejercicios a las necesidades y limitaciones individuales.

Capítulo 8: Nutrición y estilo de vida en terapia somática
- Impacto de la dieta y la nutrición en el cáncer y la recuperación.
- Enfoque somático de la alimentación y elección de alimentos.
- Integrar opciones de estilos de vida saludables para una curación holística.

Capítulo 9: Construyendo una comunidad de apoyo
- La importancia del apoyo comunitario y social.
- Creación y participación en grupos de apoyo.
- Roles de familiares, amigos y cuidadores en la terapia somática.

Capítulo 10: Continuando el viaje
- Estrategias a largo plazo para mantener la salud y prevenir la recurrencia.
- Historias personales de transformación y sanación.

- Recursos y orientación para una mayor exploración en terapia somática.

Capítulo 11. Estudios de casos

Capítulo 12. Calendario de actividades semanales
-Plan de ejercicios
-Plan de alimentación

Capítulo 13. Referencias
-Lista de libros
-Revistas Académicas de Acceso Abierto
-Buscar palabras clave

¿Por qué este libro?

Abrazando una nueva era en el tratamiento del cáncer

En el mundo de la ciencia médica se está produciendo un cambio de paradigma que reconoce la poderosa interacción entre la mente y el cuerpo en la curación. La terapia somática para el cáncer está a la vanguardia de este cambio y ofrece un enfoque innovador para el tratamiento y la recuperación del cáncer.

Este libro es más que una simple guía; es un faro de esperanza que ilumina un camino que combina el rigor de la medicina tradicional con el potencial transformador de las prácticas mente-cuerpo.

¿Por qué este libro?, te preguntarás. La respuesta está en su filosofía central: la creencia en la capacidad inherente del cuerpo para sanar, respaldada y amplificada por el bienestar mental y emocional.

En un panorama donde el tratamiento del cáncer a menudo se centra únicamente en los síntomas físicos, la "Terapia somática para el cáncer" introduce un enfoque integrador. Enfatiza el papel de las terapias somáticas para capacitar a las personas para que asuman un papel activo en su proceso de curación, aprovechando el poder curativo del cuerpo más allá de los límites del tratamiento convencional.

Este libro está diseñado para personas afectadas por el cáncer, ya sea usted que está luchando contra la enfermedad, un cuidador o un profesional de la salud que busca ampliar sus modalidades de tratamiento.

Sus páginas están llenas de información sobre cómo las prácticas somáticas pueden complementar los tratamientos tradicionales, ayudando en el manejo de los síntomas, reduciendo los efectos secundarios de la quimioterapia y la radiación y mejorando la calidad de vida en general.

En esencia, la "Terapia somática para el cáncer" es un testimonio de la resiliencia del espíritu humano y la notable capacidad de recuperación del cuerpo. Combina la investigación científica con consejos prácticos, proporcionando una hoja de ruta integral no sólo para sobrevivir sino también para prosperar durante y después del cáncer. El viaje a través del cáncer puede ser desalentador, pero con este libro como compañero, no está solo. Abrace esta nueva era en el tratamiento del cáncer, donde la mente y el cuerpo trabajan en conjunto para conquistar uno de los mayores desafíos de la vida.

A continuación, le presentamos razones de peso para comprar y leer "Terapia somática para cáncer":

1. **Enfoque innovador para la atención del cáncer:**
   Este libro presenta una perspectiva pionera sobre el tratamiento del cáncer, centrándose en terapias somáticas que integran prácticas corporales y mentales. Ofrece nuevos conocimientos y técnicas que van más allá de los tratamientos médicos tradicionales y proporcionan un enfoque holístico para la curación.

2. **Estrategias basadas en evidencia:**
   La "Terapia Somática para el Cáncer" se basa en investigaciones científicas y estudios clínicos. Presenta estrategias basadas en evidencia que han demostrado eficacia para mejorar el bienestar de los pacientes con cáncer, lo que lo convierte en un recurso valioso para

quienes buscan métodos confiables y probados para el cuidado del cáncer.

3. **Empoderamiento en el viaje de sanación:**
   El libro empodera a los lectores ofreciéndoles herramientas y prácticas que pueden utilizar activamente en su proceso de curación. Enfatiza el papel del individuo en su propio tratamiento y recuperación, fomentando una sensación de control e implicación en su proceso de salud.

4. **Apoyo para la salud mental y emocional:**
   El tratamiento del cáncer a menudo se centra en la salud física, pero este libro reconoce y aborda los desafíos mentales y emocionales que conlleva un diagnóstico de cáncer. Proporciona orientación sobre cómo controlar el estrés, la ansiedad y otros aspectos emocionales relacionados con el cáncer.

5. **Consejos prácticos y técnicas:**
   El libro no es sólo teórico sino también muy práctico. Incluye técnicas, ejercicios y prácticas específicas que los lectores pueden incorporar a su vida diaria. Este consejo práctico lo convierte en una herramienta útil tanto para los pacientes con cáncer como para los cuidadores, ya que ofrece formas tangibles de mejorar la calidad de vida durante y después del tratamiento.

Ashley Fitzgerald

Sobre el Autor:

Ashley Fitzgerald: una encarnación de curación y triunfo personal

Desde muy tierna edad, yo, Ashley Fitzgerald, estuve muy en sintonía con los matices de la salud y el bienestar personal. Estos primeros indicios de autoconciencia no fueron sólo contemplaciones pasajeras, sino las semillas de un viaje de toda la vida hacia la superación personal y la curación. A medida que se desarrollaron los capítulos de la vida, acepté mi llamado con fervor, transformando mis preocupaciones juveniles en una sólida carrera que abarca dos décadas.

Hoy me presento ante ustedes no simplemente como un practicante sino como un sanador profesional experimentado cuyas manos y corazón han sido fundamentales para guiar a innumerables personas hacia triunfos en la pérdida de peso, una salud sexual enriquecida y la superación de los desafíos multifacéticos de la vida para alcanzar la cima de su vida. aspiraciones de salud.

Mi trayectoria profesional y académica es un tapiz de disciplinas diversas pero interconectadas. Con una sed insaciable de conocimiento, profundicé en los ámbitos del yoga y la meditación, no solo como prácticas sino como actividades académicas, buscando comprender sus profundos efectos en la psique y la fisiología humana.

Esta búsqueda espiritual e intelectual me llevó aún más a las energías curativas del Reiki, la sabiduría orgánica de los alimentos saludables y el potencial transformador de la neurociencia y la psicología positiva. Mi incursión en la ciencia de la salud y el ejercicio no es meramente académica; es un reflejo de mi filosofía intrínseca de que el cuerpo y la mente son compañeros inextricables en la danza de la vida.

Mi dedicación al crecimiento personal se extiende más allá de mis esfuerzos profesionales: es una forma de vida. Cada mañana, mientras el mundo se despierta, encuentro refugio en mis rituales diarios. Mi práctica de yoga es más que un régimen físico; es un viaje hacia el logro de un estado de tranquilidad zen, un testimonio de mi creencia en el poder de la simplicidad y la paz interior. La meditación acompaña al yoga como mi brújula mental, guiándome a través de las tumultuosas olas de la vida con una calma firme.

Lo que alimenta mi pasión inquebrantable es un impulso inquebrantable: un deseo innato no sólo de absorber las innumerables enseñanzas que la vida tiene para ofrecer, sino también de difundirlas. Estoy imbuido de un impulso implacable para desenterrar y compartir estrategias de vida que encienden una llama transformadora dentro de las almas, instándolas a alcanzar la salud, el bienestar y la realización de sus sueños más profundos.

Fue este mismo deseo el que me llevó al mundo de la escritura, a convertirme en un escriba de mis experiencias y conocimientos. Mi pluma está impulsada por un profundo compromiso de ser un faro de positividad, influyendo en las vidas de los demás a través de palabras que resuenan con verdad y vitalidad.

Al pasar las páginas de mis libros, lo que encontrará es un reflejo del trabajo de mi corazón. Te invito a mi mundo, no sólo como lector, sino como compañero de viaje en esta gran aventura de la vida. Gracias por embarcarse en este viaje conmigo, y espero más sinceramente que encuentre tanta alegría leyendo mis escritos como yo encontré al escribirlos.

Que las palabras que leas te inspiren a cultivar la salud y la felicidad que tanto mereces.

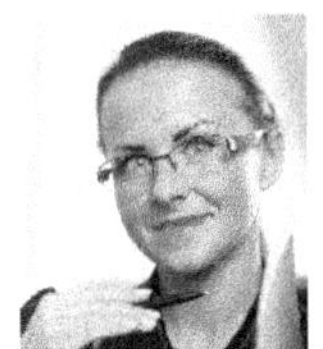

Ashley Fitzgerald

Capítulo 1: Comprender el cáncer y sus impactos

Introducción al cáncer: tipos, causas y prevalencia

El cáncer, una palabra que a menudo produce escalofríos en la columna vertebral, es una enfermedad compleja y multifacética caracterizada por el crecimiento y la propagación descontrolados de células anormales en el cuerpo. Puede desarrollarse en prácticamente cualquier órgano o tejido, como el pulmón, la mama, la piel o el hueso. La Organización Mundial de la Salud ha identificado más de 100 tipos de cánceres, cada uno con sus características, comportamientos y respuestas al tratamiento únicos.

Las causas del cáncer son variadas y a menudo están interrelacionadas. Se pueden clasificar en términos generales en factores genéticos, elecciones de estilo de vida, exposiciones ambientales e infecciones. Las mutaciones genéticas juegan un papel crucial; Algunas personas heredan genes que las predisponen al cáncer, lo que las hace más susceptibles a la enfermedad. Los factores del estilo de vida como fumar, el consumo excesivo de alcohol, la mala alimentación y la falta de actividad física aumentan significativamente el riesgo de cáncer. La exposición ambiental a carcinógenos, como el asbesto y ciertas sustancias químicas, y la exposición a altos niveles de radiación también contribuyen de manera clave. Además, se sabe que las infecciones por ciertos virus, bacterias o parásitos aumentan el riesgo de cáncer. Por ejemplo, el virus del papiloma humano (VPH) está relacionado con el cáncer de cuello uterino y los virus de la hepatitis B y C están relacionados con el cáncer de hígado.

La prevalencia del cáncer varía a nivel mundial y está influenciada por factores como la edad, la genética, el estilo de vida y la exposición ambiental. Según los últimos datos mundiales sobre el cáncer, los cánceres más comunes incluyen el de mama, pulmón, colon y próstata, y afectan a millones de personas en todo el mundo. La carga mundial del cáncer continúa creciendo, con variaciones significativas en los tipos y tasas de cáncer entre diferentes regiones y poblaciones.

Impactos físicos y emocionales del cáncer

El impacto del cáncer va más allá del ámbito físico. Físicamente, la enfermedad puede provocar síntomas como fatiga, dolor, pérdida de peso y cambios en la función corporal según el tipo y la etapa del cáncer. Los tratamientos como la quimioterapia, la radiación y la cirugía, aunque a menudo son necesarios, pueden tener efectos secundarios debilitantes, como náuseas, caída del cabello y susceptibilidad a las infecciones.

Emocionalmente, el diagnóstico de cáncer puede ser abrumador y generar una variedad de sentimientos que van desde conmoción e incredulidad hasta miedo, ira y desesperación. El viaje emocional puede ser tan arduo como el físico, y los pacientes a menudo experimentan ansiedad, depresión y una sensación de pérdida de control sobre sus vidas. La incertidumbre sobre el futuro, las preocupaciones sobre la imagen corporal y el impacto en la vida familiar y profesional pueden tener un costo emocional sustancial.

El impacto emocional se extiende a los familiares y cuidadores, quienes a menudo sufren un estrés y una tensión emocional importantes. Es posible que enfrenten desafíos para brindar apoyo, manejar sus propios sentimientos y equilibrar otras responsabilidades de la vida.

Descripción general de los tratamientos tradicionales y alternativos contra el cáncer

Los tratamientos tradicionales contra el cáncer se centran principalmente en eliminar o matar las células cancerosas y, por lo general, incluyen cirugía, quimioterapia y radioterapia. La cirugía suele ser la primera línea de tratamiento para extirpar tumores. La quimioterapia utiliza medicamentos para matar las células cancerosas que se dividen rápidamente, pero también puede afectar las células sanas y provocar efectos secundarios. La radioterapia implica el uso de partículas u ondas de alta energía, como rayos X, para destruir o dañar las células cancerosas.

En los últimos años, la terapia dirigida y la inmunoterapia se han convertido en avances importantes en el tratamiento del cáncer. La terapia dirigida implica medicamentos que se dirigen a genes o proteínas específicos que participan en el crecimiento y la supervivencia de las células cancerosas. La inmunoterapia ayuda al sistema inmunológico del cuerpo a reconocer y atacar las células cancerosas. Estas terapias se utilizan a menudo junto con tratamientos tradicionales y se han mostrado prometedoras para mejorar los resultados y reducir los efectos secundarios.

Además de estos tratamientos médicos, existe un interés creciente por las terapias alternativas y complementarias. Estas terapias se utilizan junto con tratamientos estándar para ayudar a controlar los síntomas y mejorar la calidad de vida. Incluyen prácticas como acupuntura, masajes terapéuticos, remedios a base de hierbas, meditación y yoga. Estos no están destinados a curar el cáncer, pero pueden ayudar a controlar los síntomas y mejorar el bienestar general.

La terapia nutricional es otro aspecto vital de la atención del cáncer. Una dieta equilibrada puede ayudar a mantener la fuerza, reducir los efectos secundarios del tratamiento y mejorar la recuperación. Los nutricionistas especializados en el tratamiento del cáncer pueden brindar orientación sobre las mejores opciones dietéticas durante y después del tratamiento.

El campo del tratamiento del cáncer evoluciona continuamente, con investigaciones y ensayos clínicos que buscan constantemente formas nuevas y mejores de tratar y controlar la enfermedad. La medicina personalizada, donde el tratamiento se adapta a las características individuales del cáncer de cada paciente, representa el futuro de la atención del cáncer. Este enfoque tiene como objetivo aumentar la eficacia del tratamiento y al mismo tiempo minimizar los efectos secundarios, ofreciendo esperanzas de mejores resultados y una mejor calidad de vida para los pacientes con cáncer.

En conclusión, comprender los tipos, las causas y los impactos del cáncer es crucial para los pacientes, las familias y los proveedores de atención médica. Requiere un enfoque integral que aborde no sólo los aspectos físicos de la enfermedad sino también los factores emocionales, psicológicos y de estilo de vida. A medida que sigamos avanzando en nuestra comprensión y tratamiento del cáncer, un enfoque holístico que combine terapias tradicionales y alternativas será esencial para brindar la mejor atención y apoyo a los afectados por esta desafiante enfermedad.

Capítulo 2: Introducción a la terapia somática

Definición e historia de la terapia somática

La terapia somática, un término derivado de la palabra griega "soma" que significa "cuerpo", es un enfoque terapéutico holístico que se centra en la integración de la mente, el cuerpo, el espíritu y las emociones. Su principio fundamental es que la mente y el cuerpo están interconectados y son recíprocos en su impacto sobre la salud y el bienestar de cada uno. Las raíces de la terapia somática se remontan a principios del siglo XX y evolucionaron a partir del trabajo de pioneros como Wilhelm Reich, quien enfatizó el vínculo entre la salud mental y los estados físicos del cuerpo, y Elsa Gindler, quien desarrolló métodos de autoconciencia a través del cuerpo. movimiento.

A lo largo de las décadas, han surgido varias formas de terapia somática, incluida la Técnica Alexander, el Método Feldenkrais y el Centramiento Cuerpo-Mente. Estos enfoques comparten el objetivo común de ayudar a las personas a ser más conscientes de sus sensaciones corporales y aprender a liberar la tensión y el trauma almacenados en el cuerpo. La terapia somática ganó importancia en la segunda mitad del siglo XX, cuando las investigaciones comenzaron a mostrar el profundo impacto del trauma y el estrés en el cuerpo físico y la salud en general.

Principios y filosofías detrás de la terapia somática

El principio fundamental de la terapia somática es la inseparabilidad de la mente y el cuerpo. Postula que el estrés emocional, psicológico y mental se manifiesta físicamente en el cuerpo, a menudo como dolor crónico, tensión u otros problemas de salud. Los terapeutas somáticos trabajan con los clientes para identificar y liberar estas manifestaciones físicas de angustia emocional. El enfoque se basa en la creencia de que al aumentar la conciencia y las sensaciones corporales, las personas pueden acceder a experiencias emocionales profundamente arraigadas y comenzar el proceso de curación.

Otra filosofía clave de la terapia somática es el concepto de "conciencia somática" o "atención plena al cuerpo". Esto implica guiar a los clientes para que presten atención a las sensaciones y respuestas corporales, facilitando una comprensión más profunda de cómo sus cuerpos sostienen y expresan las emociones. A menudo se utilizan técnicas como la respiración profunda, la visualización guiada y el movimiento consciente para mejorar esta conciencia.

Un elemento central de la terapia somática es la creencia en la capacidad inherente del cuerpo para curarse a sí mismo. El papel del terapeuta es facilitar este proceso de curación, ayudando a los clientes a sintonizarse con la sabiduría de su cuerpo y aprender a confiar en las señales y señales de su cuerpo. Esto permite a las personas asumir un papel activo en su viaje de curación, fomentando un sentido de autonomía y autoeficacia.

En qué se diferencia la terapia somática de otros enfoques terapéuticos

La terapia somática se distingue de las psicoterapias tradicionales en varios aspectos clave. Mientras que la psicoterapia tradicional suele centrarse en los procesos cognitivos y la comunicación verbal, la terapia somática pone un énfasis significativo en las experiencias no verbales y las sensaciones corporales. Opera bajo la premisa de que el cuerpo se aferra a traumas y estrés pasados, que pueden manifestarse físicamente e influir en la salud emocional y mental. La terapia somática, por tanto, incorpora técnicas y ejercicios físicos para liberar esta tensión y trauma almacenados.

A diferencia de los enfoques que abordan únicamente la mente o las emociones, la terapia somática proporciona un enfoque integral de curación que abarca a la persona en su totalidad. Reconoce que las cuestiones psicológicas no pueden separarse completamente del cuerpo físico y, por tanto, la terapia involucra al cuerpo como un participante activo en el proceso terapéutico.

Otra diferencia radica en el entorno terapéutico. La terapia somática a menudo implica más movimiento e interacción física que las terapias de conversación tradicionales. Las sesiones pueden incluir ejercicios de movimiento, trabajo corporal práctico u otras actividades que involucren al cuerpo directamente. Esto crea una experiencia terapéutica dinámica e interactiva, diferente de la naturaleza más estática de las sesiones de psicoterapia tradicionales.

Además, la terapia somática está profundamente arraigada en las experiencias del momento presente. Alienta a los clientes a concentrarse en sus sensaciones corporales y estados emocionales actuales, en lugar de discutir únicamente eventos pasados o preocupaciones futuras. Este enfoque centrado en el presente ayuda a los clientes a desarrollar una conciencia y una comprensión más profundas de su estado actual, facilitando un compromiso inmediato y directo con su proceso de curación.

La terapia somática también difiere en su enfoque del trauma. Las terapias tradicionales suelen abordar el trauma principalmente a través de la comprensión cognitiva y el procesamiento verbal. Por el contrario, la terapia somática aborda las manifestaciones físicas del trauma en el cuerpo, ayudando a liberarlo mediante el movimiento físico y técnicas de conciencia. Esto puede ser particularmente efectivo para personas que tienen dificultades para procesar el trauma verbalmente o que experimentan síntomas físicos relacionados con su trauma emocional.

En conclusión, la terapia somática ofrece un enfoque único y holístico para la curación, distinto de otras modalidades terapéuticas. Al enfatizar la interconexión entre la mente y el cuerpo y utilizar técnicas físicas para abordar problemas emocionales y psicológicos, la terapia somática proporciona un camino integral e integrador hacia el bienestar. Su enfoque en la conciencia corporal, el potencial curativo inherente del cuerpo y la experiencia del momento presente lo convierten en un enfoque eficaz para las personas que buscan una comprensión y una resolución más profundas de sus desafíos físicos y emocionales. A medida que seguimos entendiendo más sobre la profunda conexión entre nuestros cuerpos físicos y el bienestar emocional, la terapia somática se erige como un enfoque fundamental en el campo de la salud y la curación holísticas.

Capítulo 3: Terapia somática y prevención del cáncer

Papel de la terapia somática en la prevención del cáncer

La terapia somática, centrada en la conexión mente-cuerpo, desempeña un papel importante en la prevención del cáncer. Enfatiza la importancia del bienestar integral, reconociendo que la salud mental, emocional y física están profundamente interconectadas. En el contexto de la prevención del cáncer, la terapia somática ofrece herramientas y técnicas para reducir el estrés, mejorar la conciencia corporal y promover estilos de vida más saludables, todos los cuales son factores clave para reducir el riesgo de cáncer.

El estrés crónico ha sido identificado como un importante factor de riesgo para el desarrollo del cáncer. El estrés prolongado puede provocar desequilibrios hormonales e inflamación, debilitando el sistema inmunológico y contribuyendo potencialmente a la aparición y progresión del cáncer. La terapia somática aborda esto enseñando a las personas cómo reconocer y manejar el estrés de manera efectiva. Se utilizan técnicas como la respiración profunda, la atención plena y el escaneo corporal para crear conciencia sobre las respuestas al estrés y desarrollar formas más saludables de afrontarlo.

Además, la terapia somática fomenta una mayor sensación de conciencia corporal. Al estar más en sintonía con sus cuerpos, las personas pueden comprender y responder mejor a las necesidades de su cuerpo, ya sea descanso, movimiento o liberación emocional. Esta mayor conciencia puede conducir a una detección más temprana de anomalías físicas, como bultos o cambios en las funciones corporales, que son clave para la detección y prevención temprana del cáncer.

Técnicas y ejercicios para mejorar la conciencia corporal

Uno de los elementos centrales de la terapia somática es mejorar la conciencia corporal, que es crucial para reconocer y responder a las necesidades y señales del cuerpo. Se emplean varias técnicas y ejercicios para lograr esta mayor conciencia:

1. Respiración consciente:
    Esto implica concentrarse en la respiración, notar el ritmo, la profundidad y la calidad de cada respiración. La respiración consciente ayuda a calmar la mente, reducir el estrés y traer conciencia al momento presente.

2. Escaneo corporal:
    Esta técnica implica escanear mentalmente el cuerpo de la cabeza a los pies, notando áreas de tensión, malestar u otras sensaciones. El escaneo corporal es una forma de ser más consciente de cómo las emociones y el estrés se manifiestan físicamente en el cuerpo.

3. Imágenes y visualización guiadas:
    Estas prácticas implican el uso de la imaginación para visualizar un entorno o proceso pacífico y curativo. Esta técnica puede ayudar a reducir el estrés, promover la relajación y mejorar los procesos de curación naturales del cuerpo.

4. Terapias de movimiento:
    Técnicas como el yoga, el Tai Chi y la danzaterapia incorporan movimientos suaves para mejorar la conciencia corporal, la flexibilidad y la fuerza. Estas prácticas también ayudan a reconocer y liberar tensiones o traumas almacenados en el cuerpo.

5. Prácticas de atención plena:
    Actividades como la meditación y la caminata consciente alientan a las personas a permanecer presentes y conscientes de sus sensaciones, pensamientos y emociones corporales, fomentando una conexión más profunda entre la mente y el cuerpo.

Cambios en el estilo de vida y hábitos para reducir el riesgo de cáncer

Además de las técnicas específicas, la terapia somática también enfatiza la importancia de los cambios generales en el estilo de vida y los hábitos para reducir el riesgo de cáncer. Éstas incluyen:

1. Conciencia nutricional:
    Adoptar una dieta equilibrada y nutritiva es crucial para la prevención del cáncer. Esto implica consumir una variedad de frutas, verduras, cereales integrales y proteínas magras, y limitar los alimentos procesados, los azúcares y las grasas no saludables. La terapia somática fomenta la alimentación consciente, donde las personas aprenden a escuchar las señales de hambre y saciedad de su cuerpo.

2. Actividad física regular:
    Realizar actividad física con regularidad ayuda a mantener un peso saludable, reduce el estrés y mejora la función inmunológica. Las actividades pueden variar desde caminatas rápidas hasta ejercicios más estructurados como entrenamiento de fuerza o ejercicios aeróbicos.

3. Manejo del estrés:

Dado que el estrés crónico es un factor de riesgo de cáncer, controlar el estrés mediante prácticas como la meditación, la respiración profunda y técnicas de relajación es una parte esencial de un estilo de vida de prevención del cáncer.

4. Descanso y sueño adecuados:
    Garantizar suficiente sueño y descanso es vital para la salud general y la prevención del cáncer. La terapia somática puede ayudar a abordar los trastornos del sueño mediante técnicas de relajación y la creación de un entorno propicio para el sueño.

5. Reducir la exposición a toxinas:
    Minimizar la exposición a toxinas ambientales, como el humo del tabaco, los pesticidas y las sustancias químicas nocivas, es importante para reducir el riesgo de cáncer. La terapia somática fomenta la conciencia sobre la salud ambiental y la toma de decisiones que minimicen la exposición a estas sustancias nocivas.

6. El bienestar emocional:
    Abordar la salud emocional es clave en la prevención del cáncer. La terapia somática ayuda a las personas a procesar y liberar emociones negativas, desarrollar estrategias de afrontamiento y fomentar experiencias emocionales positivas.

7. Conexiones sociales:
    Mantener conexiones sociales y sistemas de apoyo sólidos es beneficioso para la salud mental y emocional, lo que a su vez puede contribuir a reducir el riesgo de cáncer.

En conclusión, la terapia somática ofrece un enfoque integral para la prevención del cáncer. Al enfatizar la importancia de la conciencia corporal, el manejo del estrés y las elecciones de estilos de vida saludables, la terapia somática permite a las personas tomar medidas proactivas para reducir el riesgo de cáncer. A través de una combinación de técnicas específicas y cambios más amplios en el estilo de vida, la terapia somática proporciona herramientas no sólo para la prevención del cáncer sino también para mejorar la salud y el bienestar general. A medida que la conciencia de la conexión mente-cuerpo continúa creciendo, la terapia somática se erige como un enfoque vital en el campo de la

Capítulo 4: Terapia somática durante el tratamiento del cáncer

Cómo la terapia somática puede complementar los tratamientos tradicionales contra el cáncer

La terapia somática, con su enfoque holístico centrado en la conexión mente-cuerpo, ofrece importantes beneficios como terapia complementaria durante el tratamiento del cáncer. Los tratamientos tradicionales contra el cáncer, como la quimioterapia, la radiación y la cirugía, aunque a menudo son necesarios para combatir la enfermedad, pueden resultar agotadores física y emocionalmente para los pacientes. La terapia somática interviene para llenar los vacíos que podrían dejar los tratamientos tradicionales, particularmente en el manejo del dolor, el estrés y el costo emocional de un diagnóstico de cáncer.

Una de las formas clave en que la terapia somática complementa los tratamientos tradicionales contra el cáncer es mediante su énfasis en la reducción del estrés. Los altos niveles de estrés no sólo pueden exacerbar los efectos secundarios de los tratamientos contra el cáncer, sino que también pueden afectar la capacidad del cuerpo para curarse. Las técnicas de terapia somática, como la respiración profunda, la atención plena y los ejercicios de conciencia corporal, ayudan a reducir el estrés y promover la relajación. Esta relajación mejorada puede estimular el sistema inmunológico, mejorando potencialmente la respuesta del cuerpo a los tratamientos contra el cáncer.

Otro aspecto crítico es el manejo del dolor. Muchos pacientes con cáncer experimentan un dolor significativo, ya sea por la propia enfermedad o como efecto secundario de los tratamientos. La terapia somática ofrece enfoques no farmacológicos para el manejo del dolor, como imágenes guiadas, movimientos conscientes y trabajo corporal suave, que pueden ser eficaces para reducir las percepciones de dolor.

Además, la terapia somática ayuda a abordar los impactos emocionales y psicológicos del cáncer. Un diagnóstico de cáncer puede ser un acontecimiento que cambia la vida y que a menudo genera sentimientos de miedo, ansiedad y depresión. La terapia somática ayuda a los pacientes a procesar estas emociones de forma saludable, utilizando técnicas centradas en el cuerpo para liberar la tensión emocional y mejorar el bienestar mental.

Técnicas para controlar el dolor, el estrés y los efectos secundarios de los tratamientos contra el cáncer

1. Respiración consciente:
   Esta técnica implica centrarse en respiraciones lentas y profundas, que pueden activar la respuesta de relajación del cuerpo y ayudar a mitigar el estrés y la ansiedad. También puede ser particularmente eficaz para controlar el dolor y el malestar durante y después de las sesiones de tratamiento.

2. Relajación muscular progresiva:
   La relajación muscular progresiva implica tensar y luego relajar diferentes grupos de músculos del cuerpo. Esta práctica puede reducir la tensión física y el dolor y también es beneficiosa para calmar la mente.

3. Imágenes y visualización guiadas:
   Se guía a los pacientes para que visualicen una escena relajante o un proceso de curación dentro de sus cuerpos. Esta técnica puede ser particularmente efectiva para controlar efectos secundarios como

náuseas y fatiga, y para promover un estado mental positivo.

4. Terapias de movimiento:
    Se pueden adaptar formas suaves de ejercicio como el yoga, el Tai Chi o el Qi Gong para los pacientes con cáncer. Estas prácticas ayudan a mantener la flexibilidad, reducir la rigidez muscular y mejorar la circulación, todo lo cual puede verse afectado por los tratamientos contra el cáncer.

5. Carrocería y Masaje:
    Cuando sea apropiado, se pueden integrar trabajos corporales y masajes en el plan de tratamiento para aliviar el dolor, mejorar el flujo linfático y brindar una sensación de comodidad y cuidado.

Estudios de casos y experiencias de pacientes

Estudio de caso 1: Manejo del dolor y la ansiedad durante la quimioterapia

Sarah, una paciente de cáncer de mama de 42 años, experimentó altos niveles de ansiedad y dolor durante sus tratamientos de quimioterapia. Como parte de su plan de atención integrada, comenzó una terapia somática, centrándose en la respiración consciente y la visualización guiada. Durante sus sesiones de quimioterapia, Sarah utilizó estas técnicas para controlar su ansiedad y su dolor. Con el tiempo, informó una disminución significativa en sus niveles de ansiedad y una mejor capacidad para controlar el dolor, lo que hizo que su experiencia de quimioterapia fuera más manejable.

Estudio de caso 2: Recuperación de la movilidad y la fuerza después de la cirugía

John, un hombre de 60 años con cáncer colorrectal, fue sometido a una cirugía que lo dejó con movilidad reducida y molestias importantes. Como parte de su rehabilitación, participó en un programa de terapia somática que incluía ejercicios de movimientos suaves y relajación muscular progresiva. Durante varias semanas, John recuperó gran parte de la movilidad perdida e informó una disminución sustancial en los niveles de dolor. Los ejercicios somáticos también le ayudaron a desarrollar una actitud más positiva hacia su recuperación.

Experiencia del paciente: superar el trauma emocional

Linda, a quien le diagnosticaron cáncer de ovario, encontró abrumador el impacto emocional de su diagnóstico. La terapia somática, en particular las técnicas centradas en la liberación emocional y la conciencia corporal, la ayudaron a procesar el trauma asociado con su diagnóstico. A través de la terapia somática, Linda aprendió a identificar y liberar la tensión emocional contenida en su cuerpo, lo que la llevó a mejorar el bienestar emocional y la resiliencia.

En conclusión, la terapia somática ofrece un valioso complemento a los tratamientos tradicionales contra el cáncer. Al abordar las necesidades físicas, emocionales y psicológicas de los pacientes con cáncer, proporciona un enfoque de atención más holístico. Las técnicas utilizadas en la terapia somática pueden controlar eficazmente el dolor, reducir el estrés y aliviar los efectos secundarios del tratamiento, mejorando la calidad de vida de los pacientes sometidos a tratamiento contra el cáncer. Los estudios de caso y las experiencias de los pacientes resaltan el impacto transformador que puede tener la terapia somática, no solo en el manejo de los síntomas del cáncer y sus tratamientos, sino también en el empoderamiento de los pacientes para afrontar su viaje contra el cáncer con mayor fuerza y resiliencia. A medida que la comunidad médica continúa reconociendo la importancia de tratar a la persona en su totalidad, la terapia somática se erige como un componente vital en la atención integral de los pacientes con cáncer.

Capítulo 5: Conciencia corporal y atención plena

Profundizar la conciencia corporal a través de prácticas de atención plena

En el camino hacia la curación y el bienestar, particularmente en el contexto del tratamiento del cáncer, profundizar la conciencia corporal a través de prácticas de atención plena es un aspecto crucial. La atención plena, la práctica de estar plenamente presente y comprometido en el momento, sin juzgar, ayuda a las personas a estar más en sintonía con sus cuerpos. Esta mayor conciencia puede conducir a una mejor comprensión y gestión de las necesidades físicas y emocionales, un componente esencial en el proceso de tratamiento y recuperación de los pacientes con cáncer.

Las prácticas de atención plena fomentan una atención centrada en las sensaciones, pensamientos y emociones corporales. Esto puede incluir observar la respiración, notar áreas de tensión o relajación en el cuerpo y reconocer pensamientos y emociones sin quedar atrapado en ellos. Al participar regularmente en estas prácticas, las personas pueden desarrollar una conexión más profunda con sus cuerpos, aprendiendo a escuchar y responder a sus señales con mayor sensibilidad y conciencia.

Para los pacientes con cáncer, esta conciencia corporal más profunda es particularmente valiosa. Puede conducir a una detección temprana de cambios físicos o complicaciones, un mejor manejo de los síntomas y efectos secundarios y una mayor sensación de control y empoderamiento sobre su salud y bienestar.

Conexión mente-cuerpo y su importancia en el tratamiento del cáncer

La conexión mente-cuerpo se refiere a la poderosa interacción entre nuestros estados mental, emocional y físico. En el contexto del tratamiento del cáncer, comprender y aprovechar esta conexión es importante. El estrés emocional, la ansiedad y los patrones de pensamiento negativos pueden tener un impacto tangible en la salud física y afectar potencialmente la progresión de la enfermedad y la respuesta del cuerpo al tratamiento. Por el contrario, una mentalidad positiva, la resiliencia emocional y la reducción del estrés pueden mejorar el bienestar físico y potencialmente mejorar los resultados del tratamiento.

Las prácticas de atención plena desempeñan un papel clave a la hora de aprovechar la conexión mente-cuerpo en los pacientes con cáncer. Al fomentar un estado de relajación y reducir el estrés, la atención plena puede ayudar a mitigar los efectos secundarios adversos de los tratamientos contra el cáncer como la quimioterapia y la radiación. También puede estimular el sistema inmunológico, mejorar la calidad del sueño y mejorar la calidad de vida en general.

Además, las prácticas de atención plena y conciencia corporal pueden ayudar a los pacientes a procesar y afrontar los desafíos emocionales y psicológicos de un diagnóstico de cáncer. Al llamar la atención sobre el momento presente y reconocer pensamientos y sentimientos sin juzgar, los pacientes pueden desarrollar mecanismos de afrontamiento más saludables, reducir la ansiedad y la depresión y fomentar una perspectiva más positiva y esperanzadora.

Ejercicios guiados de Mindfulness y Relajación

1. Respiración consciente:

Este ejercicio simple pero poderoso implica centrar la atención en la respiración. Siéntate o acuéstate en una posición cómoda, cierra los ojos y presta atención a tu respiración. Observe la sensación del aire que entra y sale por sus fosas nasales, el ascenso y descenso de su pecho o abdomen y cualquier otra sensación que ocurra mientras respira. Siempre que tu mente divaga, vuelve suavemente a concentrarte en la respiración. Practica esto durante 5 a 10 minutos al día.

2. Meditación de exploración corporal:
    Comience en una posición cómoda acostada o sentada. Cierra los ojos y respira profundamente unas cuantas veces para relajarte. Comience a centrar su atención en la parte superior de su cabeza y baje gradualmente hasta los dedos de los pies, prestando atención a cada parte de su cuerpo por turno. Note cualquier sensación, tensión o malestar en cada área. Respire en estas áreas y permítales relajarse tanto como sea posible. Este ejercicio se puede realizar durante 10 a 20 minutos.

3. Movimiento consciente:
    Las prácticas de movimientos suaves como el yoga o el Tai Chi se pueden adaptar a la atención plena. Concéntrate en el movimiento de tu cuerpo y tu respiración, estando presente en cada postura o forma. Observe las sensaciones en sus músculos y articulaciones, y el ritmo de su respiración. Esta práctica no sólo mejora la atención plena sino que también mejora la fuerza física y la flexibilidad.

4. Imágenes guiadas:
    Utilice la visualización para promover la relajación y la curación. Imagine un lugar tranquilo, como una playa o un bosque. Imagínese en este lugar, experimentándolo

con todos sus sentidos: las vistas, los sonidos, los olores y las sensaciones. Las imágenes guiadas pueden ser una herramienta poderosa para reducir el estrés y sanar emocionalmente.

5. Alimentación consciente:
   Esta práctica implica prestar total atención a la experiencia de comer. Concéntrate en el sabor, la textura y el olor de tu comida. Coma despacio, saboreando cada bocado y escuche las señales de hambre y saciedad de su cuerpo. Esta práctica puede mejorar la digestión y promover una relación más saludable con la comida.

En conclusión, la conciencia corporal y la atención plena son herramientas invaluables en el camino hacia el tratamiento y la recuperación del cáncer. Al profundizar la conciencia corporal y aprovechar la conexión mente-cuerpo, las prácticas de atención plena ofrecen un camino hacia un mayor bienestar físico y emocional. Estas prácticas no sólo ayudan a controlar los efectos secundarios del tratamiento del cáncer, sino que también capacitan a los pacientes para que desempeñen un papel activo en su proceso de curación. A medida que la atención plena y la conciencia corporal se convierten en partes integrales de la atención del cáncer, abren las puertas a un enfoque de la salud y la curación más holístico y centrado en el paciente.

Capítulo 6: Curación emocional y liberación del trauma

Abordar el trauma emocional asociado con el cáncer

El diagnóstico y tratamiento del cáncer puede ser una experiencia profundamente traumática, a menudo acompañada de un torbellino de emociones intensas y complejas. Los pacientes pueden lidiar con miedo, ansiedad, ira, tristeza y una sensación de pérdida: pérdida de salud, control y normalidad en la vida. Este trauma emocional, si no se aborda, puede afectar profundamente la calidad de vida e incluso la eficacia de los tratamientos médicos.

El trauma emocional relacionado con el cáncer puede manifestarse de varias maneras. Algunas personas pueden experimentar ansiedad y miedo persistentes, especialmente en relación con la incertidumbre del resultado de su enfermedad. Otros pueden enfrentar depresión y sentirse abrumados por los cambios y desafíos provocados por su enfermedad. Además, el trauma puede extenderse a la familia y a los cuidadores del paciente, quienes también enfrentan cargas emocionales.

Reconocer y abordar este trauma emocional es un componente fundamental de la atención integral del cáncer. Implica reconocer el impacto emocional de la enfermedad, brindar apoyo y recursos para hacer frente a estos desafíos e implementar estrategias para procesar y liberar estas emociones profundamente arraigadas.

Técnicas para la liberación y curación emocional

1. Experiencia somática:
   Este enfoque implica centrarse en las sensaciones y movimientos corporales para liberar y resolver las

manifestaciones físicas del trauma. A través de ejercicios guiados, los pacientes aprenden a identificar tensiones y malestares en su cuerpo relacionados con el estrés emocional y a utilizar técnicas específicas para liberar esta tensión.

2. Terapia de Artes Expresivas:
    Actividades como pintar, dibujar, escribir o música permiten a los pacientes expresar emociones que pueden resultar difíciles de articular verbalmente. Estas salidas creativas ofrecen una forma de explorar y procesar sentimientos de una manera terapéutica y no amenazante.

3. Atención plena y meditación:
    Prácticas como la meditación de atención plena ayudan a los pacientes a permanecer presentes y conscientes de sus emociones sin sentirse abrumados por ellas. Mediante la práctica regular, los pacientes pueden desarrollar una perspectiva más equilibrada, reduciendo la ansiedad y la depresión.

4. Imágenes y visualización guiadas:
    Esta técnica implica utilizar la imaginación para visualizar un entorno o proceso pacífico y curativo. Puede ayudar a reducir el estrés, promover la relajación y apoyar la curación emocional.

5. Respiración:
    Los ejercicios de respiración controlada pueden ser una herramienta poderosa para controlar la angustia emocional. Técnicas como la respiración diafragmática ayudan a regular la respuesta al estrés y promueven una sensación de calma y relajación.

6. Llevar un diario:
   Escribir sobre pensamientos, sentimientos y experiencias puede ser terapéutico. Proporciona una salida para expresar emociones y puede ayudar a los pacientes a procesar sus sentimientos y obtener información sobre su estado emocional.

7. Grupos de apoyo y apoyo de pares:
   Compartir experiencias con otras personas que han pasado por situaciones similares puede resultar increíblemente reconfortante y reconfortante. Los grupos de apoyo brindan un espacio seguro para expresar emociones, compartir estrategias de afrontamiento y fomentar un sentido de comunidad y comprensión.

Importancia del apoyo psicológico durante el tratamiento del cáncer

No se puede subestimar el papel del apoyo psicológico en el tratamiento del cáncer. Es esencial para gestionar los desafíos de salud emocional y mental que acompañan a un diagnóstico de cáncer. El apoyo psicológico puede adoptar muchas formas, incluido asesoramiento individual, grupos de apoyo, terapia familiar e intervenciones psicoeducativas.

El asesoramiento individual proporciona un espacio privado y seguro para que los pacientes hablen de sus miedos, preocupaciones y emociones con un profesional capacitado. Esto puede ayudarlos a desarrollar estrategias de afrontamiento, abordar cualquier problema de salud mental subyacente, como ansiedad o depresión, y navegar por el complejo panorama emocional de su trayectoria contra el cáncer.

Los grupos de apoyo ofrecen un sentido de comunidad y pertenencia, lo que ayuda a los pacientes a sentirse menos aislados en sus experiencias. Estos grupos pueden brindar consejos prácticos, apoyo emocional y la oportunidad de compartir experiencias y estrategias de afrontamiento con otras personas que comprenden por lo que están pasando.

La terapia familiar puede ser crucial, ya que el cáncer afecta no sólo al paciente sino a toda su familia. Esta forma de terapia ayuda a las familias a comunicarse de manera efectiva, apoyarse mutuamente y controlar el estrés y la carga emocional que puede traer el cáncer.

Las intervenciones psicoeducativas brindan a los pacientes y sus familias información sobre el cáncer, su tratamiento y estrategias para manejar el impacto psicológico de la enfermedad. Este conocimiento puede empoderar a los pacientes y sus familias, reducir la ansiedad y ayudarlos a sentirse más en control.

En conclusión, la curación emocional y la liberación del trauma son aspectos vitales de la atención del cáncer. Abordar el trauma emocional asociado con el cáncer y brindar apoyo psicológico integral puede mejorar significativamente la calidad de vida de los pacientes e incluso afectar los resultados de su tratamiento. Técnicas como la experiencia somática, la terapia de artes expresivas, la atención plena y la respiración, junto con el apoyo psicológico a través de asesoramiento y grupos de apoyo, ofrecen formas efectivas de gestionar y procesar las complejas emociones asociadas con el cáncer. Al integrar estos enfoques en la atención del cáncer, podemos ofrecer a los pacientes un camino más holístico y compasivo hacia la curación y la recuperación.

Capítulo 7: Ejercicios físicos y terapia de movimiento.

Papel de la actividad física en la recuperación y prevención del cáncer

La actividad física juega un papel fundamental tanto en el proceso de prevención como en el de recuperación de los pacientes con cáncer. Las investigaciones han demostrado consistentemente que el ejercicio regular puede reducir el riesgo de desarrollar ciertos tipos de cáncer, incluidos los de mama, colon y endometrio. Para quienes se someten a un tratamiento contra el cáncer o se recuperan de él, la actividad física ofrece numerosos beneficios, como mejorar la función física, reducir la fatiga y mejorar la calidad de vida en general. Además, el ejercicio regular puede mejorar la salud mental, reducir el riesgo de recurrencia del cáncer y mejorar las tasas de supervivencia de ciertos tipos de cáncer.

Realizar actividad física durante y después del tratamiento del cáncer puede ayudar a mitigar algunos de los efectos secundarios de tratamientos como la quimioterapia, la radioterapia y la cirugía. El ejercicio puede ayudar a combatir la fatiga, mejorar la fuerza y la resistencia muscular, mantener un peso saludable y mejorar el estado de ánimo y la autoestima. También puede mejorar la salud cardiovascular, que puede verse comprometida debido a ciertos tratamientos contra el cáncer.

Ejercicios somáticos específicos y terapias de movimiento.

1. Ejercicio aeróbico suave:
   Actividades como caminar, andar en bicicleta o nadar son excelentes para mejorar la salud cardiovascular y mejorar el estado de ánimo. Estos ejercicios de bajo

impacto se pueden adaptar a varios niveles de condición física y se pueden aumentar gradualmente en intensidad y duración a medida que mejoran la fuerza y la resistencia del paciente.

2. Entrenamiento de fuerza:
    Los ejercicios de resistencia, que utilizan pesas o bandas de resistencia, pueden ayudar a reconstruir la fuerza muscular y la densidad ósea, que pueden verse afectadas por los tratamientos contra el cáncer. El entrenamiento de fuerza debe adaptarse a las capacidades del individuo y debe centrarse en los principales grupos de músculos.

3. Yoga y Tai Chi:
    Estas prácticas combinan movimientos suaves, estiramientos y control de la respiración. Son particularmente beneficiosos para mejorar la flexibilidad, el equilibrio y la relajación. El yoga y el Tai Chi también pueden ayudar a controlar el estrés, la ansiedad y la fatiga.

4. Pilates:
    Pilates se centra en fortalecer los músculos centrales, mejorar la postura y aumentar la flexibilidad. Es particularmente eficaz para recuperar la fuerza y la estabilidad, especialmente en pacientes que se han sometido a cirugías que afectan el abdomen, los senos u otras áreas centrales.

5. Danza Terapia:
    La danzaterapia utiliza movimientos coreografiados o de forma libre para expresar emociones y mejorar la fuerza física y la coordinación. Puede ser una forma

divertida de hacer ejercicio y se ha demostrado que mejora el bienestar emocional.

6. Terapia Acuática:
   Hacer ejercicio en el agua proporciona un entorno de bajo impacto que es suave para las articulaciones. La terapia acuática puede ser especialmente beneficiosa para quienes padecen linfedema, un efecto secundario común de algunos tratamientos contra el cáncer.

Adaptación de ejercicios a las necesidades y limitaciones individuales

Al incorporar ejercicios físicos y terapia de movimiento en un plan de prevención y recuperación del cáncer, es fundamental adaptar estas actividades a las necesidades, limitaciones y estado de salud actual de cada individuo. Aquí hay algunas consideraciones:

1. Consulte a los proveedores de atención médica:
   Antes de comenzar cualquier régimen de ejercicio, es importante que los pacientes con cáncer consulten con su equipo de atención médica. Esto incluye discutir el tipo de cáncer, los tratamientos recibidos y cualquier efecto secundario o complicación. Esta información ayudará a diseñar un programa de ejercicios seguro y eficaz.

2. Comience lentamente:
   Para muchos pacientes con cáncer, especialmente aquellos que actualmente reciben tratamiento o se encuentran en las primeras etapas de recuperación, los niveles de energía y las capacidades físicas pueden ser limitados. La clave es comenzar con sesiones cortas y de

baja intensidad e ir aumentando gradualmente la duración y la intensidad.

3. Considere las limitaciones existentes:
Se deben tener en cuenta las limitaciones de cada individuo. Por ejemplo, es posible que los pacientes con neuropatía deban evitar actividades de alto impacto, mientras que aquellos con linfedema pueden beneficiarse de ejercicios especializados para reducir la hinchazón.

4. Monitorear la respuesta al ejercicio:
Es importante controlar de cerca cómo responde el cuerpo al ejercicio. Esto incluye prestar atención a cualquier síntoma nuevo o que empeore y ajustar el programa de ejercicios en consecuencia.

5. Incorporar variedad:
Incluir una variedad de ejercicios puede ayudar a abordar diferentes aspectos de la aptitud física, como la fuerza, la flexibilidad y la resistencia, y también puede hacer que el programa de ejercicios sea atractivo y agradable.

6. Busque orientación profesional:
Trabajar con profesionales como fisioterapeutas, fisiólogos del ejercicio o entrenadores certificados en ejercicios contra el cáncer puede resultar extremadamente beneficioso. Estos expertos pueden ayudar a diseñar un programa de ejercicios personalizado, enseñar técnicas adecuadas y brindar motivación y apoyo.

En conclusión, los ejercicios físicos y la terapia de movimiento son componentes integrales de la recuperación y prevención del cáncer. Ofrecen numerosos beneficios, que van desde el bienestar físico hasta el emocional. Al adaptar cuidadosamente los programas de ejercicio a las necesidades y limitaciones individuales, y con la orientación y el apoyo adecuados, los pacientes con cáncer pueden realizar de forma segura actividades físicas que mejoren su proceso de recuperación y su calidad de vida en general. A medida que el campo de la atención del cáncer continúa evolucionando, la integración de ejercicios físicos y terapia de movimiento en los planes de tratamiento significa un cambio hacia una atención más holística y centrada en el paciente.

Capítulo 8: Nutrición y estilo de vida en terapia somática

Impacto de la dieta y la nutrición en el cáncer y la recuperación

La dieta y la nutrición desempeñan un papel fundamental tanto en la prevención como en la recuperación del cáncer. Una dieta saludable puede reducir el riesgo de desarrollar ciertos tipos de cáncer y ayudar al cuerpo durante y después del tratamiento del cáncer. Los alimentos nutritivos proporcionan las vitaminas, minerales y otros nutrientes esenciales que el cuerpo necesita para mantener la fuerza, reparar los tejidos y apoyar el sistema inmunológico.

Para los pacientes con cáncer, una nutrición adecuada es crucial ya que ayuda a controlar los efectos secundarios del tratamiento, mantener un peso saludable, preservar la masa corporal magra y mejorar los niveles de energía. Ciertos tratamientos pueden provocar pérdida de apetito, cambios en el gusto o el olfato, náuseas y otros problemas digestivos, lo que dificulta mantener una nutrición adecuada. Adaptar la dieta para abordar estos desafíos es un componente clave de la atención del cáncer.

Enfoque somático de la alimentación y la elección de alimentos

El enfoque somático de la alimentación va más allá de simplemente elegir alimentos saludables; Implica desarrollar una conexión más profunda con el cuerpo y sus señales relacionadas con el hambre, la saciedad y las necesidades nutricionales. Este enfoque fomenta la atención plena al comer: prestar atención a la experiencia de comer, saborear la comida y estar en sintonía con las señales del cuerpo.

1. Alimentación consciente:
    Esta práctica implica comer lentamente y sin
    distracciones, sintonizarse con la experiencia sensorial
    de comer y escuchar las señales del cuerpo que indican
    hambre y saciedad. Una alimentación consciente ayuda
    a elegir alimentos de forma más consciente y puede
    mejorar la digestión y la satisfacción con las comidas.

2. Alimentación intuitiva:
    Se trata de confiar en la sabiduría innata del cuerpo
    para guiar la elección de alimentos y los hábitos
    alimentarios. Significa comer en respuesta a señales
    fisiológicas de hambre en lugar de señales emocionales
    o externas y requiere un cambio de reglas dietéticas
    rígidas a un enfoque más flexible y gentil de la nutrición.

3. Alimentos ricos en nutrientes:
    Hacer hincapié en los alimentos integrales,
    mínimamente procesados y ricos en vitaminas,
    minerales y antioxidantes es una piedra angular del
    enfoque somático. Estos incluyen frutas, verduras,
    cereales integrales, proteínas magras y grasas
    saludables, que apoyan los procesos de curación del
    cuerpo.

4. Alimentos antiinflamatorios:
    La inflamación crónica puede contribuir al desarrollo y
    progresión del cáncer. Incluir alimentos
    antiinflamatorios como verduras de hojas verdes,
    pescado graso, nueces y semillas puede ayudar a
    reducir la inflamación en el cuerpo.

5. Hidratación:

La hidratación adecuada es esencial para la salud general y puede ser particularmente importante durante el tratamiento del cáncer para ayudar a controlar los efectos secundarios y respaldar las funciones corporales.

Integración de opciones de estilos de vida saludables para una curación integral

Un enfoque holístico para la curación del cáncer implica integrar varias opciones de estilos de vida saludables. Estas opciones respaldan no sólo la salud física sino también el bienestar emocional y mental.

1. Actividad física regular:
   Como se analizó en capítulos anteriores, el ejercicio regular es crucial. Mejora la fuerza física, mejora el estado de ánimo y mejora los niveles de energía. El tipo y la intensidad del ejercicio deben adaptarse a las capacidades y al estado de salud de cada individuo.

2. Técnicas de manejo del estrés:
   El estrés puede afectar negativamente a la salud y dificultar la recuperación. Técnicas como la meditación, el yoga, los ejercicios de respiración profunda y las técnicas de relajación son importantes para controlar el estrés.

3. Sueño y descanso adecuados:
   Un sueño de calidad es esencial para la curación y la recuperación. Una buena higiene del sueño, incluido el mantenimiento de un horario de sueño regular y la creación de un ambiente tranquilo, puede mejorar la calidad del sueño.

4. Limitar el alcohol y evitar el tabaco:
   El consumo de alcohol y el consumo de tabaco son factores de riesgo conocidos para muchos tipos de cáncer. Limitar el consumo de alcohol y evitar el tabaco en todas sus formas es crucial para la prevención y recuperación del cáncer.

5. Conexiones sociales y apoyo:
   Mantener conexiones sociales sólidas y buscar apoyo de amigos, familiares o grupos de apoyo puede mejorar el bienestar mental y emocional durante el camino hacia el cáncer.

6. Consideraciones ambientales:
   Reducir la exposición a toxinas ambientales, como los químicos en los productos de limpieza y cuidado personal, y priorizar los alimentos orgánicos cuando sea posible, puede ayudar a reducir la carga tóxica del cuerpo.

7. Salud emocional:
   Abordar la salud emocional mediante terapia, asesoramiento u otras medidas de apoyo es un aspecto importante de la curación holística.

8. Prácticas espirituales:
   Para muchos, las prácticas espirituales o religiosas pueden brindar consuelo, esperanza y una sensación de paz durante el tratamiento y la recuperación del cáncer.

En conclusión, integrar opciones de nutrición y estilo de vida es un componente vital de la terapia somática en el contexto del cáncer y la recuperación. Una dieta equilibrada y rica en nutrientes, combinada con estilos de vida saludables, constituye la base de una curación holística. Este enfoque no sólo aborda los aspectos físicos de la recuperación, sino que también apoya la salud emocional y mental, ofreciendo un camino integral hacia el bienestar. Al capacitar a las personas para que tomen decisiones informadas sobre su dieta y estilo de vida, la terapia somática contribuye a un viaje más proactivo y autodirigido a través del tratamiento y la recuperación del cáncer.

Capítulo 9: Construyendo una comunidad de apoyo

La importancia del apoyo comunitario y social

En el camino hacia el tratamiento y la recuperación del cáncer, no se puede subestimar el papel del apoyo comunitario y social. Enfrentar el cáncer puede ser una experiencia aislante, llena de desafíos que son difíciles de afrontar solo. El apoyo de una comunidad, ya sea formada por familiares, amigos, proveedores de atención médica o compañeros pacientes, proporciona sustento emocional, asistencia práctica y un sentido de pertenencia que son cruciales durante este tiempo.

Los beneficios del apoyo social en la atención del cáncer están bien documentados. Un sistema de apoyo sólido puede mejorar el bienestar psicológico, reducir los síntomas de depresión y ansiedad e incluso tener un impacto positivo en los resultados de salud física. Los pacientes que se sienten apoyados suelen estar más comprometidos con su tratamiento, más motivados para seguir las recomendaciones médicas y más proactivos en su autocuidado.

Crear y participar en grupos de apoyo

Los grupos de apoyo son un componente vital de la comunidad de apoyo al cáncer. Proporcionan un espacio seguro y comprensivo donde las personas pueden compartir experiencias, ofrecer consejos y brindarse apoyo emocional unos a otros. Estos grupos pueden ser específicos de una enfermedad, de un tratamiento o estar abiertos a todos los pacientes y sobrevivientes de cáncer.

1. Formar grupos de apoyo:

La creación de un grupo de apoyo puede comenzar con algunas personas que compartan experiencias similares. Los hospitales, centros comunitarios e instituciones religiosas suelen ofrecer espacio para estos grupos. Las plataformas en línea también se pueden utilizar para facilitar reuniones virtuales, ampliando el alcance a quienes no pueden asistir en persona.

2. Facilitar reuniones de grupo:
    Los grupos de apoyo eficaces suelen tener un facilitador (ya sea un profesional de la salud, un consejero capacitado o un sobreviviente de cáncer) que guía la discusión, garantiza que todos tengan la oportunidad de hablar y mantiene un ambiente de apoyo y respeto.

3. Incorporación de componentes educativos:
    Además de compartir experiencias personales, los grupos de apoyo también pueden proporcionar recursos educativos, invitar a profesionales de la salud a hablar sobre temas relevantes o compartir las últimas investigaciones e información sobre el tratamiento y la recuperación del cáncer.

4. Comunidades en línea:
    Para aquellos que no pueden asistir a las reuniones en persona, los foros en línea y los grupos de redes sociales ofrecen una plataforma alternativa de conexión y apoyo.

Roles de la familia, los amigos y el cuidador en la terapia somática

El papel de la familia, los amigos y los cuidadores es integral en el proceso de terapia somática. A menudo son la principal fuente de apoyo emocional y ayuda práctica, y su participación puede tener un impacto significativo en el proceso de curación del paciente.

1. Comprender las necesidades del paciente:
   La educación sobre la terapia somática y sus beneficios puede ayudar a los familiares y cuidadores a comprender las necesidades del paciente y la importancia de la integración cuerpo-mente en el proceso de curación.

2. Proporcionar apoyo emocional:
   Un papel clave de la familia y los amigos es brindar apoyo emocional: escuchar, ofrecer palabras de aliento y estar presentes. Este apoyo es invaluable para ayudar a los pacientes a afrontar el costo emocional del cáncer.

3. Participando en Sesiones de Terapia:
   A veces, se puede invitar a familiares o cuidadores a participar en las sesiones de terapia. Esto puede ayudarlos a comprender las experiencias del paciente y aprender técnicas para ayudarlos en casa.

4. Fomentar opciones de estilos de vida saludables:
   Los cuidadores y los familiares pueden desempeñar un papel importante a la hora de fomentar y facilitar opciones de estilos de vida saludables, como preparar comidas nutritivas o participar juntos en actividades físicas.

5. Respetando los límites:
   Es importante que los cuidadores y los familiares respeten los límites del paciente y su necesidad de independencia. Es crucial equilibrar la asistencia con el respeto a la autonomía del paciente.

6. Buscando apoyo para sí mismos:
    Cuidar a alguien puede ser agotador emocional y
    físicamente. Es importante que los cuidadores y los
    familiares también busquen apoyo para ellos mismos,
    ya sea a través de sus propios grupos de apoyo,
    asesoramiento u otros recursos.

7. Mantener una comunicación abierta:
    La comunicación abierta y honesta ayuda a comprender
    las necesidades, miedos y expectativas del paciente y a
    brindarle el nivel adecuado de apoyo y atención.

8. Promoviendo la positividad y la esperanza:
    Mantener un ambiente positivo y fomentar la esperanza
    puede afectar significativamente la perspectiva y la
    motivación del paciente a lo largo de su trayectoria
    contra el cáncer.

En conclusión, construir una comunidad de apoyo es un
aspecto fundamental de la atención del cáncer y la terapia
somática. Los beneficios del apoyo social (ya sea de grupos de
apoyo, familiares, amigos o cuidadores) son multifacéticos y se
extienden más allá del apoyo emocional hasta mejoras
tangibles en la adherencia al tratamiento y los resultados de
salud generales. Al fomentar conexiones, compartir
experiencias y brindar apoyo, esta comunidad se convierte en
un recurso invaluable en el viaje del paciente hacia la curación
y la recuperación. La integración del apoyo social en la
atención del cáncer resalta la importancia de tratar al paciente
no solo como un individuo, sino como parte de una comunidad
más amplia, en la que cada miembro contribuye al bienestar
integral y la recuperación del paciente.

Capítulo 10: Continuando el viaje

Estrategias a largo plazo para mantener la salud y prevenir la recurrencia

A medida que los pacientes pasan del tratamiento activo contra el cáncer a la vida posterior al tratamiento, la atención se centra en mantener la salud y prevenir la recurrencia. Esta fase implica integrar estrategias a largo plazo en la vida cotidiana, asegurando que el viaje hacia la curación y el bienestar continúe.

1. Adoptar un estilo de vida saludable:
   Continuar con las prácticas de una dieta saludable, actividad física regular y un descanso adecuado es fundamental. Estos hábitos no sólo contribuyen al bienestar general, sino que también desempeñan un papel crucial en la reducción del riesgo de recurrencia del cáncer.

2. Seguimiento y controles de salud periódicos:
   Las citas de seguimiento periódicas con proveedores de atención médica son vitales para controlar la salud y detectar cualquier signo de recurrencia temprana. Los pacientes deben estar atentos a cualquier síntoma nuevo e informarlo de inmediato.

3. Manejo continuo del estrés:
   El estrés crónico puede afectar la función inmune y la salud en general. Técnicas como la meditación de atención plena, el yoga y la respiración profunda deben seguir siendo parte habitual de la vida para gestionar el estrés de forma eficaz.

4. Participación de la comunidad:

Mantenerse conectado con grupos de apoyo o redes comunitarias puede proporcionar motivación y apoyo emocional continuo. Estas conexiones también mantienen a las personas informadas sobre los nuevos avances en la atención del cáncer y la terapia somática.

5. Aprendizaje permanente y adaptación:
A medida que evoluciona la investigación en la atención del cáncer y la terapia somática, puede resultar beneficioso mantenerse informado sobre los nuevos hallazgos e integrar prácticas relevantes en la vida diaria.

Historias personales de transformación y sanación

Las historias personales de transformación y curación desempeñan un papel poderoso a la hora de inspirar y guiar a otros en un viaje similar. Estas narrativas a menudo resaltan la resiliencia del espíritu humano y la capacidad de crecimiento y curación, incluso frente a la adversidad.

1. Historias de sobrevivientes:
Las historias de sobrevivientes de cáncer que han integrado la terapia somática en su recuperación pueden ofrecer esperanza y conocimientos prácticos. Estas narrativas pueden servir como testimonios poderosos de la eficacia de los enfoques holísticos en la atención del cáncer.

2. Perspectivas del cuidador:
Los relatos de los cuidadores pueden brindar una perspectiva diferente pero igualmente importante, ofreciendo información sobre los desafíos y recompensas de apoyar a un ser querido durante el tratamiento y la recuperación del cáncer.

3. Perspectivas profesionales:
    Los profesionales de la salud y los terapeutas pueden compartir historias de pacientes que se han beneficiado de la terapia somática, brindando una perspectiva clínica sobre el poder transformador de estos enfoques.

Recursos y orientación para una mayor exploración en terapia somática

Para aquellos que deseen explorar más a fondo la terapia somática, ya sea como pacientes, cuidadores o profesionales de la salud, hay una gran cantidad de recursos disponibles.

1. Libros y publicaciones:
    Numerosos libros y publicaciones académicas brindan información detallada sobre la terapia somática, sus técnicas y sus aplicaciones en el cuidado del cáncer.

2. Recursos en línea:
    Los sitios web, foros en línea y grupos de redes sociales pueden ser fuentes valiosas de información y apoyo. Ofrecen una plataforma para compartir experiencias, hacer preguntas y mantenerse actualizado sobre las últimas investigaciones.

3. Talleres y Seminarios:
    Participar en talleres o seminarios dirigidos por expertos en terapia somática puede proporcionar experiencia práctica y una comprensión más profunda.

4. Programas de formación profesional:
    Para aquellos interesados en practicar la terapia somática, los programas de formación profesional ofrecen la educación y certificación necesarias.

5. Grupos de apoyo locales y centros comunitarios:
    Estos pueden ser recursos para encontrar terapeutas
    locales, unirse a grupos de apoyo o participar en
    eventos comunitarios relacionados con la terapia
    somática y la atención del cáncer.

6. Proveedores de servicios de salud:
    Los oncólogos, terapeutas y consejeros a menudo
    pueden proporcionar referencias o recomendaciones
    para profesionales y recursos de terapia somática.

En conclusión, "Continuando el viaje" enfatiza la importancia
de las estrategias a largo plazo para mantener la salud y
prevenir la recurrencia del cáncer. Subraya el papel de las
historias personales a la hora de inspirar y guiar a otros y
destaca la riqueza de recursos disponibles para una mayor
exploración en la terapia somática. Este capítulo sirve como
recordatorio de que el viaje hacia la curación y el bienestar
continúa y que, con las herramientas, el apoyo y la información
adecuados, las personas pueden seguir prosperando y
manteniendo su salud mucho después de finalizar el
tratamiento contra el cáncer. El viaje a través y más allá del
cáncer puede ser transformador y conducir no solo a la
curación física sino también a un crecimiento personal
profundo y una comprensión más profunda de la salud y el
bienestar.

Capítulo 11. Estudio de casos

Estudio de caso 1: Cáncer de mama

Paciente: María, 45 años.
Tipo de cáncer: cáncer de mama en estadio II
Terapia somática utilizada: yoga y respiración consciente
Resultado: María se sometió a una lumpectomía seguida de radioterapia. Durante su tratamiento, comenzó a practicar yoga y ejercicios de respiración consciente para controlar el estrés y la fatiga. Estas prácticas la ayudaron a mantener su flexibilidad, redujeron los síntomas de la linfedema y mejoraron su bienestar general. Después del tratamiento, María informó sentirse más en control de su cuerpo y sus emociones, y sus evaluaciones de seguimiento mostraron una buena recuperación física y resiliencia emocional.

Estudio de caso 2: Cáncer de próstata

Paciente: John, 68 años.
Tipo de cáncer: cáncer de próstata en estadio I
Terapia somática utilizada: Tai Chi e imágenes guiadas
Resultado: Después de su diagnóstico, John optó por una vigilancia activa con chequeos periódicos. Para controlar su ansiedad y mantener la salud física, comenzó a practicar Tai Chi e imágenes guiadas. Estas prácticas mejoraron su equilibrio, fuerza y concentración mental. John informó una reducción significativa en los niveles de estrés y una mejor sensación de bienestar. Sus niveles de antígeno prostático específico (PSA) se mantuvieron estables, lo que indica un control eficaz de su afección.

Estudio de caso 3: Cáncer de pulmón

Paciente: Ángela, 58 años.

Tipo de cáncer: cáncer de pulmón de células no pequeñas en estadio IIIA

Terapia somática utilizada: meditación de respiración y escaneo corporal

Resultado: Ángela recibió quimioterapia y terapia dirigida. Experimentó ansiedad y dificultad para respirar significativas. Integrar la respiración y la meditación de escaneo corporal en su rutina ayudó a Angela a controlar sus síntomas. Estas prácticas mejoraron su capacidad pulmonar, redujeron la ansiedad y la ayudaron a afrontar los efectos secundarios del tratamiento. Con el tiempo, las exploraciones de seguimiento de Ángela mostraron una reducción en el tamaño del tumor y su calidad de vida mejoró significativamente.

Estudio de caso 4: Cáncer colorrectal

Paciente: David, 50 años.

Tipo de cáncer: cáncer colorrectal en estadio IIB

Terapia somática utilizada: Pilates y relajación muscular progresiva

Resultado: Después de la cirugía y durante la quimioterapia, David sufrió fatiga y debilidad muscular. Comenzó con Pilates y ejercicios de relajación muscular progresiva para fortalecer los músculos centrales y controlar el dolor. Estos ejercicios mejoraron su postura, digestión y niveles de energía. David informó que se sentía más fuerte y con más energía, y que su proceso de recuperación fue más sencillo de lo esperado. Sus evaluaciones posteriores al tratamiento no mostraron signos de recurrencia.

Estudio de caso 5: Cáncer de ovario

Paciente: Sarah, 38 años.

Tipo de cáncer: cáncer de ovario en estadio IIIC

Terapia somática utilizada: danzaterapia y mindfulness

Resultado: Sarah se sometió a cirugía y quimioterapia. Experimentó angustia emocional y malestar físico. Unirse a un grupo de danzaterapia y practicar mindfulness la ayudó a expresar sus emociones y recuperar la fuerza física. Sarah encontró una comunidad de apoyo en el grupo de baile, lo que mejoró su estado de ánimo y su autoestima. Sus exploraciones posteriores al tratamiento no mostraron evidencia de enfermedad y continuó con la danzaterapia como parte de su plan de bienestar a largo plazo.

Estos estudios de casos ilustran la eficacia de la terapia somática para complementar los tratamientos tradicionales contra el cáncer. Al abordar las necesidades físicas y emocionales de los pacientes, la terapia somática puede mejorar la calidad de vida, ayudar en la recuperación y contribuir al tratamiento general del cáncer.

Capítulo 12. Calendario de actividades semanales
-Plan de ejercicios
-Plan de alimentación

Calendario de ejercicios semanales.

Crear un cronograma de vida semanal que incorpore diversas técnicas recomendadas para la terapia somática en la curación y el control del cáncer puede ser una herramienta valiosa para los pacientes. Este programa pretende equilibrar diferentes prácticas como mindfulness, ejercicios físicos, nutrición y técnicas de relajación, garantizando un enfoque integral del bienestar. El siguiente cronograma es un modelo general y debe adaptarse a las necesidades, preferencias y consejos médicos individuales.

Este programa está diseñado para proporcionar un enfoque equilibrado para incorporar técnicas de terapia somática en la vida diaria, promoviendo la curación y el bienestar de las personas que se recuperan o controlan el cáncer.

Lunes
- 7:00 a. m.: Respiración consciente (10 min)
- 7:30 a.m.: Desayuno Saludable
- 8:30 AM: Caminata Suave (30 min)
- 10:00 AM: Sesión de Ejercicio Somático (45 min)
- 12:00 p. m.: Almuerzo de alimentación consciente
- 14:00: Meditación de escaneo corporal (20 min)
- 4:00 PM: Taller de Nutrición / Clase de Cocina
- 6:00 PM: Cena Saludable
- 20:00 h: Relajación muscular progresiva (20 min)
- 9:00 PM: Diario / Tiempo de reflexión (15 min)
- 10:00 p. m.: Prepárese para ir a dormir/Tiempo de tranquilidad

Martes
- 7:00 a. m.: Respiración consciente (10 min)
- 7:30 a.m.: Desayuno Saludable
- 8:30 a.m.: Tai Chi (30 min)
- 10:00 a. m.: Imágenes guiadas (20 min)
- 12:00 p. m.: Almuerzo de alimentación consciente
- 14:00 h: Pilates (30 min)
- 4:00 PM: Reunión del grupo de apoyo
- 6:00 PM: Cena Saludable
- 20:00 h: Sesión de Danza Terapia (45 min)
- 9:00 PM: Diario / Tiempo de reflexión (15 min)
- 10:00 p. m.: Prepárese para ir a dormir/Tiempo de tranquilidad

Miércoles
- 7:00 a. m.: Respiración consciente (10 min)
- 7:30 a.m.: Desayuno Saludable
- 8:30 AM: Caminata Suave (30 min)
- 10:00 AM: Sesión de Ejercicio Somático (45 min)
- 12:00 p. m.: Almuerzo de alimentación consciente
- 14:00: Meditación de escaneo corporal (20 min)
- 4:00 PM: Taller de Nutrición / Clase de Cocina
- 6:00 PM: Cena Saludable
- 20:00 h: Relajación muscular progresiva (20 min)
- 9:00 PM: Diario / Tiempo de reflexión (15 min)
- 10:00 p. m.: Prepárese para ir a dormir/Tiempo de tranquilidad

Jueves
- 7:00 a. m.: Respiración consciente (10 min)
- 7:30 a.m.: Desayuno Saludable
- 8:30 a.m.: Yoga (30 min)
- 10:00 a. m.: Imágenes guiadas (20 min)
- 12:00 p. m.: Almuerzo de alimentación consciente
- 14:00 h: Pilates (30 min)

- 4:00 PM: Reunión del grupo de apoyo
- 6:00 PM: Cena Saludable
- 20:00 h: Sesión de Danza Terapia (45 min)
- 9:00 PM: Diario / Tiempo de reflexión (15 min)
- 10:00 p. m.: Prepárese para ir a dormir/Tiempo de tranquilidad

Viernes
- 7:00 a. m.: Respiración consciente (10 min)
- 7:30 a.m.: Desayuno Saludable
- 8:30 AM: Caminata Suave (30 min)
- 10:00 AM: Sesión de Ejercicio Somático (45 min)
- 12:00 p. m.: Almuerzo de alimentación consciente
- 14:00: Meditación de escaneo corporal (20 min)
- 4:00 PM: Taller de Nutrición / Clase de Cocina
- 6:00 PM: Cena Saludable
- 20:00 h: Relajación muscular progresiva (20 min)
- 9:00 PM: Diario / Tiempo de reflexión (15 min)
- 10:00 p. m.: Prepárese para ir a dormir/Tiempo de tranquilidad

Sábado
- 7:00 AM: Dormir hasta tarde / Descansar
- 7:30 a.m.: Desayuno Saludable
- 8:30 a. m.: Yoga (45 min)
- 10:00 a.m.: Actividad creativa (p. ej., arteterapia)
- 12:00 p. m.: Almuerzo de alimentación consciente
- 14:00: Tiempo libre / Descanso
- 4:00 PM: Actividad al aire libre (p. ej., jardinería)
- 6:00 PM: Cena Saludable
- 8:00 PM: Noche de Cine / Reunión Social
- 9:00 PM: Diario / Tiempo de reflexión (15 min)
- 10:00 p. m.: Prepárese para ir a dormir/Tiempo de tranquilidad

Domingo
- 7:00 AM: Dormir hasta tarde / Descansar
- 7:30 a.m.: Desayuno Saludable
- 8:30 AM: Tiempo en Familia / Actividades de Ocio
- 10:00 AM: Brunch / Actividad de Ocio
- 12:00 p. m.: Almuerzo de alimentación consciente
- 14:00: Tiempo libre / Descanso
- 4:00 p.m.: Actividad al aire libre (p. ej., caminata por la naturaleza)
- 6:00 PM: Cena Saludable

Flexibilidad:
Este cronograma es una guía y debe ajustarse según los niveles de energía personales, las citas médicas y las preferencias individuales.

Descansar:
El descanso adecuado es crucial. Si alguna actividad le resulta demasiado extenuante, debe omitirla o reemplazarla con una actividad relajante.

Nutrición:
Énfasis en comidas balanceadas y nutritivas. Puede resultar beneficioso consultar con un nutricionista para una planificación de comidas personalizada.

Bienestar Social y Emocional:
Incorporar actividades sociales y tiempo para la reflexión emocional es importante para una curación holística.

Orientación profesional:
Para ejercicios y terapias específicas, se recomienda trabajar con profesionales para garantizar que se realicen de forma segura y eficaz.

Hidratación: La hidratación regular durante todo el día es importante, especialmente en los días con más actividad física.
-

Crear un plan de alimentación saludable de una semana para acompañar el programa de terapia somática puede mejorar el bienestar general y apoyar el proceso de curación. El siguiente plan de alimentación está diseñado para brindar una nutrición equilibrada con un enfoque en la recuperación y prevención del cáncer. Esta es una guía general y debe ajustarse a las necesidades y preferencias dietéticas individuales.

Plan de alimentación semanal

Lunes
- Desayuno: Avena con frutos rojos frescos, almendras y un chorrito de miel.
- Almuerzo: Ensalada de pollo a la parrilla con lechugas mixtas, tomates cherry, pepino y aguacate. Aderezo de aceite de oliva y limón.
- Cena: Salmón al horno con brócoli al vapor y quinoa.

Martes
- Desayuno: Yogur griego con granola y plátano en rodajas.
- Almuerzo: Wrap integral con pavo, espinacas, pimientos morrones y hummus.
- Cena: Tofu salteado con vegetales mixtos (zanahorias, guisantes, pimientos morrones) y arroz integral.

Miércoles
- Desayuno: Batido de espinacas, plátano, arándanos, linaza y leche de almendras.
- Almuerzo: Sopa de lentejas con guarnición de pan integral.
- Cena: bistec magro a la parrilla, batata y ensalada con verduras mixtas.

Jueves
- Desayuno: Huevos revueltos con espinacas, champiñones y tostadas integrales.
- Almuerzo: Ensalada de quinua con frijoles negros, maíz, tomates cherry y cilantro. Vinagreta de lima.
- Cena: Pechuga de pollo al horno con coles de Bruselas asadas y arroz salvaje.

Viernes
- Desayuno: Cereales integrales con leche desnatada y una guarnición de frutas variadas.
- Almuerzo: Ensalada de atún con lechugas mixtas, cebolla morada y galletas integrales.
- Cena: Salteado de verduras con camarones y arroz integral.

Sábado
- Desayuno: Panqueques integrales cubiertos con bayas frescas y una pequeña cantidad de jarabe de arce.
- Almuerzo: Ensalada Caprese (mozzarella fresca, tomate, albahaca) con reducción de balsámico y guarnición de pan integral.
- Cena: Brochetas de verduras a la plancha (pimientos, calabacines, champiñones, tomates cherry) con pollo a la plancha y cuscús.

Domingo
- Desayuno: Tostada de aguacate sobre pan integral con huevo escalfado y guarnición de fruta.
- Almuerzo: Ensalada de salmón a la parrilla con lechugas mixtas, pepino y aguacate. Aderezo de limón y aceite de oliva.
- Cena: Pollo asado con mezcla de verduras asadas (zanahorias, chirivías, remolacha).

Meriendas (se pueden disfrutar según sea necesario durante el día):

- Fruta fresca (manzanas, bayas, naranjas, uvas).
- Frutos secos crudos (almendras, nueces, pecanas).
- Palitos de zanahoria y apio con hummus.
- Yogur griego con un toque de semillas de chía.
- Galletas integrales con queso o mantequilla de frutos secos.

Hidratación:
- Trate de beber al menos 8 vasos de agua al día.
- Infusiones de hierbas y agua infusionada con limón o pepino para variar.

Este plan de alimentación se centra en incorporar una variedad de frutas, verduras, cereales integrales, proteínas magras y grasas saludables, todos los cuales son componentes clave de una dieta que favorece la recuperación del cáncer y la salud en general. Antes de realizar cambios significativos en su dieta, especialmente si tiene condiciones de salud o necesidades dietéticas específicas, es importante consultar con un proveedor de atención médica o un dietista registrado.

Capítulo 13. Referencias
-Lista de libros
-Revistas Académicas de Acceso Abierto
-Buscar palabras clave

Lista de libros

Estos libros suelen explorar cómo las prácticas y técnicas mente-cuerpo pueden ayudar en el proceso de curación de los pacientes con cáncer, ofreciendo conocimientos sobre cómo gestionar el bienestar físico y emocional. Aquí hay una lista de libros que pueden ser relevantes para este tema:

1. "El cuerpo lleva la cuenta: cerebro, mente y cuerpo en la curación del trauma" de Bessel van der Kolk. Si bien no trata exclusivamente del cáncer, este libro ofrece una visión integral de cómo el trauma afecta el cuerpo y la mente, y cómo La terapia somática puede ayudar en la curación.

2. "Waking the Tiger: Healing Trauma" de Peter A. Levine: el trabajo de Levine en experiencias somáticas ofrece información valiosa para comprender y curar el trauma, que puede ser relevante para los pacientes con cáncer que enfrentan el impacto emocional y psicológico de su enfermedad.

3. "Moléculas de la emoción: la ciencia detrás de la medicina cuerpo-mente" por Candace B. Pert: este libro profundiza en la conexión entre la mente y el cuerpo y cómo las emociones pueden afectar la salud física, ofreciendo perspectivas que podrían aplicarse a la curación del cáncer.

4. "Healing Trauma: A Pioneering Program for Restoring the Wisdom of Your Body" de Peter A. Levine: otro trabajo de Levine, este libro proporciona orientación práctica y ejercicios

basados en experiencias somáticas, que pueden ser beneficiosos para quienes se someten a tratamiento contra el cáncer.

5. "La mente sobre la medicina: prueba científica de que puedes curarte a ti mismo" por Lissa Rankin, MD. Este libro explora la ciencia detrás de cómo los pensamientos y las emociones pueden afectar la salud física, incluso en el contexto de enfermedades graves como el cáncer.

6. "Remisión radical: sobrevivir al cáncer contra todo pronóstico" por Kelly A. Turner, Ph.D. - La investigación de Turner sobre pacientes con cáncer que han experimentado remisiones ofrece información sobre varios factores que pueden contribuir a la curación, incluidas las prácticas mente-cuerpo.

7. "Anti-Cancer: A New Way of Life" de David Servan-Schreiber - Servan-Schreiber, médico y sobreviviente de cáncer cerebral, combina experiencia personal e investigación científica para explorar cómo los cambios en el estilo de vida, incluidos los aspectos mentales y emocionales, pueden contribuir a la curación del cáncer.

8. "Amor, Medicina y Milagros" de Bernie S. Siegel, MD - El trabajo del Dr. Siegel se centra en los poderosos efectos de la mente en el cuerpo, especialmente en el contexto de la lucha contra el cáncer.

9. "Vivir en plena catástrofe: usar la sabiduría de tu cuerpo y mente para afrontar el estrés, el dolor y la enfermedad" de Jon Kabat-Zinn. Este libro, aunque tiene un alcance más amplio, incluye técnicas como la reducción del estrés basada en la atención plena que pueden ser altamente beneficioso para los pacientes con cáncer.

10. "Cuando el cuerpo dice no: explorando la conexión entre el estrés y la enfermedad" de Gabor Maté: el Dr. Maté explora cómo el estrés crónico y la represión emocional pueden afectar la salud física, incluido el desarrollo y la progresión de enfermedades como el cáncer.

Estos libros ofrecen una variedad de perspectivas sobre la conexión entre mente, cuerpo y salud, y brindan recursos valiosos para aquellos interesados en explorar la terapia somática como un enfoque complementario al tratamiento y la recuperación del cáncer.

Revistas académicas de acceso abierto

Revistas notables de acceso abierto que son conocidas por publicar investigaciones académicas de alta calidad revisadas por pares en diversos campos. Si bien estas revistas cubren una amplia gama de temas, muchas de ellas incluyen estudios relacionados con la salud, la nutrición, la medicina y ciencias afines, que abarcarían investigaciones sobre temas como la alimentación y la hipertensión:

1. PLOS ONE (Biblioteca Pública de Ciencias ONE)
- Cubre una amplia gama de disciplinas científicas, incluidas las ciencias de la vida, las ciencias ambientales y las ciencias de la salud.
(https://www.plosone.org/)

2. Open BMJ
- Una revista en línea de acceso abierto, dedicada a publicar investigaciones médicas de todas las disciplinas y áreas terapéuticas.
(https://bmjopen.bmj.com/)

3. Frontiers
- Una editorial líder en acceso abierto con revistas que cubren una amplia gama de disciplinas académicas, incluidas la salud, la nutrición y la medicina.
(https://www.frontiersin.org/)

4. Central BioMed (BMC)
- Ofrece una amplia cartera de revistas de acceso abierto revisadas por pares, que abarcan todas las áreas de la biología, la biomedicina y la medicina.
(https://www.biomedcentral.com/)

5. MDPI (Instituto Multidisciplinario de Edición Digital)
- Publica una amplia gama de revistas de acceso abierto, incluida "Nutrients", que se centra en la nutrición humana.
(https://www.mdpi.com/)

6. Hindawi
- Publica revistas de acceso abierto revisadas por pares que cubren una amplia gama de disciplinas académicas, incluidas la medicina y las ciencias de la salud.
(https://www.hindawi.com/)

7. eLife
- Una revista de acceso abierto que publica investigaciones en ciencias de la vida y biomedicina.
(https://elifesciences.org/)

8. Informes científicos (Nature Publishing Group)
- Una revista de acceso abierto que publica investigaciones originales de todas las áreas de las ciencias naturales y clínicas.
(https://www.nature.com/srep/)

9. Red JAMA abierta

- Una revista internacional de acceso abierto que publica atención clínica, políticas de salud e investigaciones sobre salud global.
(https://jamanetwork.com/journals/jamanetworkopen)

10. Digital Health de The Lancet
- Una revista de acceso abierto de oro de la familia Lancet, dedicada a la salud digital y la informática de la salud.
(https://www.thelancet.com/digital-health)

Buscando palabras clave

A continuación, se muestran algunos tipos de artículos académicos que puede buscar en bases de datos académicas:

1. Ensayos clínicos que evalúan terapias somáticas en la atención del cáncer: estos estudios generalmente implican la implementación de terapias somáticas específicas (como atención plena, yoga, tai chi, etc.) en una cohorte de pacientes con cáncer, evaluando resultados como el manejo del dolor, la reducción del estrés, y calidad de vida.

2. Revisiones sistemáticas y metaanálisis: artículos que recopilan y analizan datos de múltiples estudios sobre terapias somáticas en la atención del cáncer, ofreciendo una perspectiva más amplia sobre su efectividad y aplicaciones potenciales.

3. Estudios de casos: informes detallados de las experiencias individuales de pacientes con cáncer con terapia somática, destacando enfoques y resultados terapéuticos específicos.

4. Estudios cualitativos sobre experiencias de pacientes: investigaciones que se centran en las experiencias subjetivas de pacientes con cáncer que reciben terapia somática,

explorando temas como el bienestar emocional, los mecanismos de afrontamiento y los beneficios percibidos.

5. Estudios comparativos: artículos que comparan la eficacia de la terapia somática con otras formas de terapia o atención estándar en el tratamiento del cáncer, analizando aspectos como el manejo de los síntomas, el apoyo emocional y la mejora general de la salud.

6. Estudios Fisiológicos: Investigaciones que exploran los cambios biológicos o fisiológicos asociados con la práctica de terapias somáticas en pacientes con cáncer, como cambios en las hormonas del estrés, la función inmune o la percepción del dolor.

7. Estudios longitudinales: estudios que siguen a pacientes con cáncer a lo largo del tiempo para evaluar los efectos a largo plazo de la terapia somática en los resultados de salud, las tasas de recurrencia o la supervivencia.

8. Documentos de política e implementación: estudios o informes que analizan la integración de terapias somáticas en la atención estándar del cáncer, incluidos desafíos, pautas y recomendaciones para los sistemas de atención médica.

Para encontrar estos artículos, puede buscar en bases de datos académicas como PubMed, Google Scholar, JSTOR y otras. Usar palabras clave como "terapia somática", "tratamiento del cáncer", "terapias mente-cuerpo", "terapias complementarias en oncología" y tipos de terapia específicos (p. ej., "yoga", "mindfulness", "tai chi") en combinación con "cáncer" puede ayudar a limitar los artículos de investigación relevantes.

FIN